ESSAI

SUR

LE RHUMATISME AIGU,

PAR

Denis-Ferdinand BONTOUX,

DE CHATEAU-RENARD (BOUCHES-DU-RHÔNE).

DOCTEUR EN MÉDECINE.

MONTPELLIER,

JEAN MARTEL AÎNÉ, IMPRIMEUR DE LA FACULTÉ DE MÉDECINE

RUE DE LA CANABASSERIE 2, PRÈS DE LA PRÉFECTURE

1862

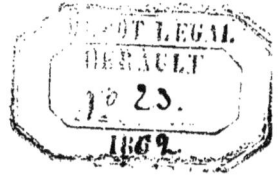

ESSAI

SUR

LE RHUMATISME AIGU,

PAR

Denis-Ferdinand BONTOUX,

DE CHATEAU-RENARD (BOUCHES-DU-RHÔNE),

DOCTEUR EN MÉDECINE

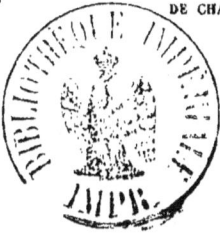

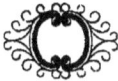

MONTPELLIER,

JEAN MARTEL AÎNÉ, IMPRIMEUR DE LA FACULTÉ DE MÉDECINE

RUE DE LA CANABASSERIE 2, PRÈS DE LA PRÉFECTURE

1862

A la mémoire de ma Mère.

Regrets éternels !...

A MON PÈRE ET A MA SOEUR.

A MA BELLE-MÈRE.

Tu m'as aimé comme ton fils ; j'ai retrouvé
en toi une seconde mère.

A MON GRAND-PÈRE ET A MA GRAND'-MÈRE.

A TOUS MES PARENTS.

D.-F. BONTOUX.

A Monsieur **BOUISSON**,

PROFESSEUR DE CLINIQUE CHIRURGICALE A LA FACULTÉ
DE MÉDECINE DE MONTPELLIER,

ANCIEN PROFESSEUR DE PHYSIOLOGIE A LA FACULTÉ DE MÉDECINE
DE STRASBOURG,

CHEVALIER DE LA LÉGION D'HONNEUR,

CHIRURGIEN EN CHEF DE L'HÔPITAL CIVIL ET MILITAIRE
SAINT-ÉLOI, ETC., ETC.

Hommage respectueux de reconnaissance.

D.-F. BONTOUX.

A Monsieur BOURDEL,

PROFESSEUR - AGRÉGÉ A LA FACULTÉ DE MÉDECINE

DE MONTPELLIER,

MÉDECIN - INSPECTEUR DES EAUX DE LAMALOU - LE - HAUT,

MEMBRE DE L'ACADÉMIE DES SCIENCES ET LETTRES

DE MONTPELLIER, ETC., ETC.

Je vous remercie de vos soins et de vos bons conseils.

D.-F. BONTOUX.

A mes Amis

Henri DE MOZE et Léon BRAYE,

Étudiants en Médecine;

Guillaume COULON,

CHIRURGIEN CHEF INTERNE DES HOPITAUX DE MONTPELLIER;

Charles MÉNÉCIER,

DOCTEUR EN MÉDECINE.

Le souvenir des quelques années que nous avons
passées ensemble sera pour moi, dans l'avenir, une
douce consolation.

D.-F. BONTOUX.

AVANT-PROPOS.

En prenant le rhumatisme pour sujet de notre dissertation inaugurale, nous avons surtout été guidé dans notre choix par les circonstances au milieu desquelles doit se passer notre vie médicale. Appelé à exercer à la campagne, dans un pays où les habitants sont presque tous cultivateurs, et partant exposés à subir les intempéries des saisons et toutes les influences d'un climat humide et variable, nous avons pensé que nous nous trouverions souvent en présence de cette maladie cruelle, et qu'il nous importait plus qu'à tout autre de la connaître d'une manière approfondie.

C'est dans ce but que nous avons commencé

nos recherches, soit dans les ouvrages qui traitent de la matière, soit, mieux encore, au lit du malade. Nous n'avons pas tardé à nous apercevoir que la clinique était très-souvent en désaccord avec les systèmes que nous avions tout d'abord acceptés, sous le patronage de savants recommandables à tant de titres. Dès-lors, reprenant une à une toutes les opinions émises à propos du rhumatisme, nous les avons soumises au contrôle de l'enseignement clinique, et nous n'avons accepté que celles qu'il est venu confirmer.

Ce sont ces opinions que nous avons réunies aujourd'hui dans ce dernier acte probatoire, et pour lesquelles nous venons réclamer la critique éclairée et indulgente de nos Maîtres.

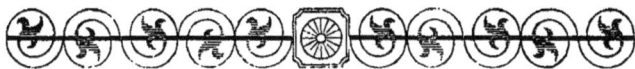

ESSAI

SUR

LE RHUMATISME AIGU.

HISTORIQUE.

Le rhumatisme est une des affections les plus communes de nos climats, et l'on peut, à bon droit, s'étonner du vague et de la confusion que présentent à son sujet les ouvrages des anciens auteurs. Doit-on en conclure, avec Sydenham, que le rhumatisme est peut-être une maladie nouvelle, qui est venue s'ajouter à toutes les autres [1] ? Nous ne le pensons pas.

Hippocrate a observé le rhumatisme, et, quoiqu'il le désigne sous le nom d'*arthritis*, on ne saurait s'y

---

[1] Sydenham, édit. Baumes, p. 422.

2

méprendre et le méconnaître au tableau qu'il en a
tracé : « Quand l'arthrite se déclare, les articulations
deviennent brûlantes et douloureuses ; elle revêt un
caractère aigu, et des douleurs vives attaquent tantôt
une articulation, tantôt une autre. La maladie est
courte, mais rarement mortelle. Les hommes jeunes
en sont plus souvent atteints que les vieillards. »

Celse fait également mention de la maladie rhumatismale, en décrivant les lésions des hanches, la douleur des genoux, les affections articulaires des mains
et des pieds. Il ne s'occupe pas seulement de la goutte
et de l'inflammation ; mais il distingue avec soin ces
états pathologiques des fluxions aiguës, qui débar-
rassent le reste du corps aux dépens des membres
sur lesquels le principe morbifique vient se fixer [1].

Arétée, Cœlius-Aurelianus, ce dernier surtout,
adoptent à peu près complètement les idées de Celse
sur la nature du rhumatisme ; mais, au dire de Van-
Swieten, il est très-probable qu'ils ont donné le nom
d'*arthrite* et de *podagre* à toutes les douleurs des jointures et des parties extérieures du corps [2].

Baillou, le premier, a employé la dénomination
ῥευματισμὸς dans le sens que nous lui accordons aujour-
·d'hui. La parenté d'origine et d'expression symptomatique, qu'on avait cru remarquer entre le catarrhe et

---

[1] Celse, *de Medic., lib. quartus, cap.* XXII, XXIII, XXIV.
[2] *Comment. Boerhaavii aphorism.,* T. V, p. 598.

le rhumatisme, explique jusqu'à un certain point
pourquoi les deux maladies avaient été souvent désignées par un terme commun. Baillou s'est attaché
surtout à démontrer l'erreur d'une pareille confusion,
et il dit très-explicitement : *Affectio quæ falsò catar-*
rhus dicitur, aliis meliùs ρευματισμὸς *dici videtur* [1].

Sydenham est, d'après Baillou, l'auteur qui a le
mieux décrit l'affection rhumatismale. Dans le chapitre,
malheureusement trop court, qu'il a consacré à ce
sujet, il fait une large part à la symptomatologie et
à la thérapeutique. Le seul reproche qu'on puisse lui
adresser, c'est d'avoir regardé le rhumatisme comme
une inflammation et d'avoir préconisé les émissions
sanguines d'une manière trop exclusive.

Cullen adopte et exagère les idées de Sydenham.
Pour lui, le rhumatisme est dû à une astriction des
vaisseaux, avec un état de rigidité des fibres muscu-
laires [2]. C'est le froid qui, agissant sur les vaisseaux
des articulations faiblement recouvertes de tissu cellu-
laire, détermine leur astriction. Le ton ou la diathèse
inflammatoire s'y développe alors, et produit une
accélération de la circulation, la douleur et l'inflammation.

Stoll regarde la lésion locale du rhumatisme comme
une dépendance de l'état général, simple ou compliqué

---

[1] *Liber de rheumat., part.* 1, *cap.* IV.
[2] Éléments de médecine pratique, T. I, p. 445.

d'une affection bilieuse, et, suivant que prédomine le rhumatisme ou la bile, il veut qu'on s'attaque à l'un ou à l'autre et que l'on emploie une méthode composée, comme la maladie elle-même [1].

Dans sa *Nosographie médicale*, Pinel range le rhumatisme parmi les inflammations, et le divise en musculaire, qui a son siège dans les chairs des muscles, et en fibreux ou articulaire, qui siège dans les parties ligamenteuses ou tendineuses qui entourent les articulations.

Scudamore définit le rhumatisme un état morbide, engendré par toute cause qui débilite, d'une manière générale ou partielle, les systèmes tendineux, ligamenteux et nerveux.

Après avoir admis que le rhumatisme est une inflammation, M. Chomel a modifié sa manière de voir, et, dans les *Leçons de clinique médicale* recueillies et publiées par Requin, il s'efforce de prouver que cette affection a une nature propre et spécifique.

A peu près à la même époque, M. Bouillaud mit au jour son *Traité du rhumatisme articulaire*. Il critique d'abord tous les auteurs qui n'ont vu dans cette maladie qu'une inflammation spéciale, ou mieux encore un état morbide *sui generis*. La cause essentielle, unique, des véritables affections rhumatismales, dit-il, c'est l'influence du froid et surtout du froid humide;

[1] Trad. de Mahon, T. I, p. 93, Médecine pratique.

et quand cette cause exerce son action sur l'organisme ce ne sont pas seulement les articulations et les muscles, ce ne sont pas seulement les parties extérieures, mais aussi plusieurs organes intérieurs, spécialement le cœur et l'appareil vasculaire tout entier, qui se prennent; et de là cette grande fièvre, dite *rhumatimale,* véritable type de l'état général décrit sous le nom de *fièvre inflammatoire* [1].

Le temps a fait justice des opinions de M. Bouillaud. Dans la discussion si orageuse qui, en 1850, passionna l'Académie de médecine, et sur laquelle nous aurons occasion de revenir, la *méthode jugulatrice* fut appréciée à sa juste valeur; et il fut facile de démontrer combien les résultats étaient loin de répondre aux brillantes promesses de son auteur. Reconnaissons toutefois que M. Bouillaud a rendu des services signalés, en appelant l'attention sur les altérations concomitantes dont le cœur est le siège, et qui jusqu'alors avaient été peut-être un peu trop négligées.

Aux travaux nombreux que nous venons de citer, nous aurions dû, sans doute, en ajouter bien d'autres, dont l'importance est incontestable ; mais ce n'est pas un traité complet que nous avons eu la prétention de faire. Le court résumé qui précède n'avait d'autre but que de montrer l'ancienneté du rhumatisme et la divergence des opinions émises touchant sa nature.

[1] Bouillaud, Rhumat. articulaire, p. 5.

Nous ne croyons pas trop nous avancer, en disant que c'est là un véritable dédale où nous n'oserions nous engager, si nous n'avions pour *fil conducteur* les principes des saines doctrines médicales puisés aux savantes leçons de nos Maîtres.

Nous devrions, en nous conformant à l'usage généralement adopté, donner ici une définition de la maladie que nous allons décrire. Nous n'en ferons rien cependant, par cette raison que, la définition n'étant autre chose que le résumé des idées émises dans le corps de l'ouvrage, elle nous semble mieux placée à la suite des arguments que l'on a présentés en leur faveur.

Nous allons donc commencer par étudier les conditions pathogéniques du rhumatisme et les symptômes qui lui sont propres ; nous chercherons ensuite à débrouiller le problème si difficile de sa nature, et ce n'est qu'alors que nous donnerons la définition, qui, si elle n'est pas irréprochable, trouvera du moins sa raison d'être dans l'étude qui la précèdera.

ÉTIOLOGIE.

Les causes du rhumatisme peuvent être divisées en causes prédisposantes et en causes occasionnelles.

Les premières, agissant lentement, sourdement et, pour ainsi dire, d'une manière mystérieuse, impriment à l'économie tout entière une modification spéciale, dont l'existence ne saurait être reconnue à l'avance, et qui ne se révèle à nous que par le fait même d'une attaque du rhumatisme.

Les secondes sont celles qui exercent une influence purement passagère, et entre l'application desquelles et l'apparition de la maladie il s'écoule généralement un court espace de temps.

Celles-ci doivent-elles être réellement désignées sous le nom de *causes* ? Ont-elles une véritable action génératrice sur la production de l'affection rhumatismale ? N'est-il pas nécessaire que la prédisposition, ou mieux encore un état diathésique spécial, existe à l'avance pour qu'elles soient réellement efficaces ?

C'est là une question qui a été plus ou moins controversée, et que nous ne pourrons résoudre qu'après avoir énuméré et étudié toutes les circonstances qui ont été indiquées comme présidant à la formation ou au développement du rhumatisme.

Causes prédisposantes.

Hérédité. — D'après M. Andral, la transmission de la disposition rhumatismale serait mise hors de doute par bon nombre de faits. Il cite entre autres une jeune fille qui eut des attaques de rhumatisme à neuf ans, à onze et à quatorze; elle avait un frère qui était pris de temps en temps de la même affection, et la mère de ces deux enfants était fréquemment aussi sous l'influence du rhumatisme. « Je dois faire observer, ajoute-t-il, que ces personnes étaient, par leur position, tout-à-fait à l'abri des causes ordinaires qui donnent lieu à l'apparition de cette maladie [1]. »

Stahl regardait aussi le rhumatisme comme une affection héréditaire. Dans un relevé, présenté par M. Chomel, de 73 cas, la moitié au moins des malades étaient nés de parents atteints de rhumatisme. MM. Requin et Grisolle admettent cette proposition comme la règle. Mais si on considère que ces médecins ont soutenu l'identité du rhumatisme et de la goutte, les résultats statistiques qu'ils donnent en cette circonstance perdent de leur valeur, en ce sens qu'il n'est pas démontré pour nous que les cas où l'hérédité a été signalée soient bien réellement des affections rhumatismales.

[1] Andral, Cours de pathologie interne, T. III, p. 604.

Barthez, pour qui les deux maladies étaient dis-
tinctes, ne croyait pas à l'hérédité dans le rhumatisme,
et lui accordait au contraire une grande influence sur
l'apparition de la goutte.

Scudamore va même jusqu'à dire que, lorsque dans
une famille un ou deux enfants ont la goutte, il y a
une ressemblance physique bien plus frappante entre
ces enfants goutteux et leur père et leur mère aussi
goutteux, qu'entre ces derniers et leurs autres enfants.
Quand il s'agit du rhumatisme, il est d'une opinion
tout opposée, et pense que l'uniformité d'habitude dans
une même famille par rapport aux vêtements, à l'habi-
tation, au genre de vie, etc., peut en imposer, en
créant une identité de prédisposition mise ensuite sur
le compte de la transmission. M. Ferrus, qui sépare
aussi la goutte et le rhumatisme, pense que l'hérédité
de cette dernière maladie est au moins très-contestable.
Toutefois, comme le rhumatisme est survenu chez des
sujets issus de parents qui en avaient été affectés,
peut-être n'y a-t-il pas là une simple coïncidence. Nous
ferons remarquer cependant qu'une maladie, lorsqu'elle
est héréditaire, éclate tôt ou tard presque inévitable-
ment et sans cause déterminante manifeste; dans
l'affection qui nous occupe, au contraire, il est rare
que les causes occasionnelles n'exercent pas sur l'individu une influence appréciable [1].

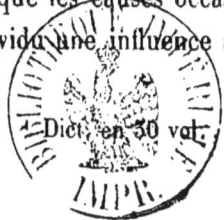

Dict. en 30 vol., T. XXVII, p. 553.

En présence d'assertions aussi diverses, il est assez
difficile de se prononcer d'une manière absolue. Si
nous nous en tenions aux résultats fournis par l'observation clinique faite, il est vrai, sur une assez petite
échelle, nous nous rangerions volontiers à l'opinion
des derniers auteurs; car, sur dix malades interrogés
avec soin, nous n'en avons trouvé que deux dont les
parents avaient été atteints de rhumatisme.

Age. Au dire de Barthez, il n'est pas d'âge ni de
tempérament qui ne puisse être sujet au rhumatisme;
mais cette maladie affecte plus communément les
personnes qui sont jeunes, ayant passé l'âge de la
puberté.

En général, c'est de 15 à 30 ans que les affections
rhumatismales se montrent pour la première fois.
Parmi les 73 malades observés par M. Chomel à la
Charité, 35 avaient de 15 à 30 ans, 22 de 30 à 45,
7 de 45 à 50, 7 de 60 à 70 ; deux seulement avaient
moins de 15 ans.

M. Teilhard la Terrisse a prétendu que le rhumatisme
articulaire aigu se montrait chez les nouveaux-nés
avec une certaine fréquence ; mais cette opinion est
probablement basée sur une erreur de diagnostic.
M. Ferrus [1] fait remarquer, en effet, que les jeunes enfants sont sujets à de certaines douleurs sympathiques,

---

[1] *Loc. cit.*, p. 551.

qui offrent avec l'affection rhumatismale la plus grande
analogie et qui se guérissent par l'expulsion de vers
intestinaux.

Les vieillards seraient, d'après Ponsard, plus fréquemment atteints de rhumatisme que les adultes :
c'est aussi l'opinion de Rodamel. Nous sommes disposé
à croire que ces deux auteurs ont voulu parler du
rhumatisme chronique. Pour nous, nous n'avons jamais
vu cette maladie à l'état aigu chez des sujets ayant
plus de 60 ans.

Au reste, pourquoi le rhumatisme ferait-il excep-
tion ? N'est-ce pas une loi pathologique des mieux éta-
blies, que les états morbides sont modifiés suivant le
terrain où ils se développent ? La phthisie pulmonaire,
par exemple, n'a-t-elle pas un caractère d'acuité chez
l'enfant et chez l'adulte, qui disparaît quand elle attaque le vieillard ? N'en est-il pas de même pour la
pneumonie ?

Concluons donc que l'âge n'a d'autre influence que
d'imprimer à l'affection rhumatismale une allure spéciale, et qu'il n'exerce aucune action sur la production
de la maladie elle-même. En d'autres termes, le rhumatisme peut se montrer pendant la jeunesse comme
dans l'âge le plus avancé, avec cette seule différence
qu'il sera chronique dans le dernier cas et aigu dans
le premier.

Sexe. — Presque tous les auteurs sont unanimes

sur ce point, que le rhumatisme est plus commun chez les hommes que chez les femmes. Boërhaave indique la véritable cause de cette différence, lorsqu'il dit que les hommes, étant plus adonnés à de rudes travaux et exposés aux fatigues de la guerre, aux intempéries des saisons et à des marches pénibles, doivent contracter des rhumatismes plus fréquemment que les femmes [1].

Hoffmann professait une opinion contraire. A ce propos, M. Ferrus fait remarquer que la sensibilité de la femme, son mode de vêtement, le dérangement ou la suppression des évacuations qui lui sont propres, telles que les menstrues, la sécrétion lactée, les lochies, sont autant de causes qui agissent sur elle et qui n'ont point de prise sur l'homme [2]. Tout cela est parfaitement exact, et peut-être est-il vrai de dire, avec le même auteur, que les diverses maladies qui affectent les femmes après l'accouchement ou à la suite du sevrage et auxquelles elles donnent le nom de *lait répandu,* ne sont autre chose que des douleurs rhumatismales, survenues parce que les femmes sont alors plus sensibles aux diverses influences qui peuvent occasionner ou développer le rhumatisme.

Mais ce sont justement ces influences, que nous avons signalées d'après Boërhaave, et sur lesquelles

---

[1] Aphor., T. V, p. 604.
[2] *Loc. cit.*, p. 552.

nous reviendrons tout-à-l'heure, qui, manquant le
plus ordinairement, nous rendent compte des résultats
fournis par l'observation clinique.

Tempérament et constitution. — Les personnes à
tempérament lymphatico - sanguin seraient, d'après
M. Bouillaud, plus prédisposées que les autres à contracter le rhumatisme. M. Roche, qui professe la
même manière de voir, explique cette disposition au
rhumatisme par une prédominance du système capil-
laire cutané. De-là, dit-il, résulte pour ces individus
une trop grande imprégnation d'oxygène, d'une part,
à la surface de la membrane muqueuse pulmonaire,
comme chez tous les hommes, et, de l'autre, à la
surface de la peau ; et cette double association donne
au sang des propriétés trop excitantes [1]. Or, comme
cet auteur définit le rhumatisme une inflammation du
tissu séro-fibreux des articulations, avec une altération
du sang qui le rend trop excitant pour les organes,
son explication, en supposant qu'elle fût basée sur des
faits exacts, ne conviendrait évidemment que tout
autant que sa définition serait adoptée : nous dé-
montrerons plus tard que cette définition est complètement inacceptable. Il nous a semblé qu'on ne pouvait pas établir de relation bien constante entre tel
ou tel tempérament et les affections rhumatismales

[1] Roche, Dict. de méd. et de chir. prat., T. III, p. 460.

aiguës. Tout au plus pourrait-on signaler une débilita-
tion générale, un appauvrissement de la constitution
sous l'influence de la fatigue ou des intempéries. Nos
observations ont spécialement porté sur des militaires
qui, pour la plupart, se trouvaient dans ces conditions.
Les uns étaient bilieux, d'autres lymphatiques, d'autres sanguins ; mais tous se plaignaient d'avoir eu à
supporter des travaux auxquels leur genre de vie anté-
rieur ne les avait pas habitués.

Régime. — Le rhumatisme est une maladie très-
commune en Normandie et en Angleterre. Ponsard
attribuait cette fréquence à l'usage à peu près exclusif
du cidre et de la bière. M. Chomel se demande s'il ne
vaudrait pas mieux invoquer les causes qui empêchent
d'y cultiver la vigne, et se décide pour l'affirmative.
Cette opinion de M. Chomel est certainement fondée,
mais elle est peut-être trop exclusive. L'influence des
conditions climatériques est immense, nous ne le nions
pas ; mais, de même qu'une nourriture trop substan-
tielle, des aliments de haut goût, l'abus des boissons
alcooliques favorisent le développement de la goutte,
de même aussi nous ne sommes pas éloigné de croire
qu'un régime débilitant, la privation absolue de vin
ne soient pour quelque chose dans la production des
affections rhumatismales.

Professions. — Les professions qui exposent les
individus qui les exercent aux variations de tempé-

rature brusques et fréquentes, ont été de tout temps
signalées comme jouant un grand rôle, au point de
vue étiologique, en ce qui concerne le rhumatisme :
ce sont surtout les soldats, les marins, les blanchis-
seuses, les boulangers, etc., etc., qui en sont très-
souvent atteints.

Buchan, dans sa *Médecine domestique*, cite l'observation d'un homme dont tous les membres étaient
contournés par suite de cette maladie, qu'il avait con-
tractée en travaillant une partie du jour au feu et
l'autre partie dans l'eau.

M. Villeneuve [1] accuse, avec Vitet, les émanations
minérales qui se dégagent des fourneaux des fondeurs,
miroitiers et autres, de les prédisposer à un rhumatisme qu'il appelle *métallique*. Il est surpris de voir
que Ramazzini, dans son *Traité des maladies des
artisans*, n'en fasse aucune mention. La raison en est
bien simple : les douleurs que l'on observe dans ces
cas-là ne peuvent se rapporter au rhumatisme, et ne
sont pas autre chose que le symptôme d'une intoxi-
cation dont nous n'avons pas à nous occuper.

Climats, saisons, constitutions médicales.— Selon
Bousquillon, les climats qui prédisposent le plus au
rhumatisme sont ceux où la température atmosphé-
rique ne dépasse pas le 62e degré du thermomètre

---

[1] Art. *Rhumatisme*, T. XLVIII, p. 436.

Farenheit, ceux où il existe des marécages, de nombreux canaux, des brises de mer, où la chaleur est très-différente le matin, à midi et à la fin du jour.[1]

Fouquet, dans ses recherches sur la situation de la ville de Montpellier, rapporte que, sous l'influence d'un vent nord-est qui y souffle le plus habituellement, on voit fréquemment se manifester des affections rhumatismales.

D'après un relevé fait par M. Grisolle, les régiments, qui, en Angleterre, donnent 60 rhumatisants pour chaque 1000 hommes, n'en fournissent que 40 au Canada, 38 à Gibraltar, 34 à Malte, 33 aux Bermudes, 29 dans la Jamaïque; et cependant ces militaires se trouvent dans les mêmes conditions d'hérédité, de tempérament, de régime, etc.; ce qui semblerait prouver qu'une des causes les plus efficaces du rhumatisme, c'est justement cette influence climatérique dont quelques auteurs ont voulu faire une simple cause occasionnelle.

La même remarque s'applique aux saisons pendant lesquelles le rhumatisme s'observe fréquemment. Le printemps et l'automne, qui sont marqués par de nombreuses vicissitudes atmosphériques, doivent être mis en première ligne. Stoll, depuis le commencement de 1776 jusqu'à la fin de 1779, a observé que c'était surtout pendant les mois de mars, avril et mai, que

[1] Villeneuve, *loc. cit.*, p. 438.

régnaient à Vienne les affections rhumatismales. A Montpellier, cette maladie est commune au moment des équinoxes, et principalement au printemps. Il n'est pas rare alors de voir s'établir une véritable constitution rhumatismale, et toutes les affections aiguës emprunter un cachet spécial au génie dominant. C'est ainsi que, pendant l'année 1860, au dire de M. Miguérès [1], les bronchites avaient une ténacité des plus grandes et ne cédaient que difficilement à leurs médications ordinaires. Les points de côté effrayaient d'abord par leur acuité; mais le plus souvent l'auscultation permettait de découvrir que les muscles des côtes étaient le siège principal de la maladie. Enfin, on trouve dans plusieurs notes ou articles, qu'il était fréquent de voir, vers la terminaison ou dans le courant de ces diverses fluxions thoraciques, des douleurs apparaître sur les membres.

États pathologiques divers. — C'est à peine, dit M. Requin, si nous oserions placer parmi les causes occasionnelles l'aménorrhée, l'irrégularité, la diminution du flux menstruel, la suppression de la sécrétion lactée, des lochies, des flueurs blanches, du flux hémorrhoïdal et la guérison inopportune d'un vieil ulcère. Ces causes, ajoutent les auteurs du *Compendium,* ne devraient plus figurer dans les ouvrages, à

---

[1] Thèse de Montpellier, p. 51.

moins qu'on n'en prouvât cliniquement l'action pathogénique. Mais il nous semble que ces preuves cliniques abondent, et qu'il suffit de lire les ouvrages des anciens auteurs pour en être convaincu.

Les faits nombreux que nous avons pu recueillir se rapportent principalement à des maladies cutanées, dont la brusque suppression a été suivie de l'apparition du rhumatisme. On trouve, par exemple, dans les tables nosologiques de Rajoux l'observation d'un homme âgé de 50 ans qui, ayant depuis quelque temps des boutons psoriques dont il était beaucoup incommodé, se frotta, sans aucune précaution, avec un onguent qui dans trois jours fit disparaître les boutons; mais presque aussitôt il ressentit de vives douleurs aux poignets et aux jambes. Ces douleurs augmentèrent encore d'intensité, et ne cédèrent qu'à l'emploi des sudorifiques.

En mai 1854, il y avait au N° 1 de la salle Notre-Dame, à l'hôpital Saint-Éloi, une femme entrée pour une névralgie temporale très-vive. A cause du temps très-variable et de la constitution médicale qui régnait alors, M. le professeur Dupré diagnostiqua une névralgie rhumatismale. Tous les moyens échouèrent ; mais, après un temps assez long, une éruption tenant du psoriasis se montra autour du nez et mit fin à la névralgie [1].

---

[1] Miguérès, *loc. cit.*, p. 54.

Dans ces derniers temps, M. Bazin [1] n'a-t-il pas cherché à établir une relation très-étroite entre la goutte et les maladies de la peau? Pourquoi n'en serait-il pas de même pour le rhumatisme?

Au reste, ce que nous venons de dire de la répercussion des exanthèmes est également applicable à la disparition intempestive d'un flux habituel.

Dans la *Gazette de santé* du mois de novembre 1818, Serrurier rapporte que, chez un vieillard sujet à un flux muqueux hémorrhoïdal, cet écoulement se supprima sans cause connue ; des douleurs vives se firent aussitôt sentir dans la région lombaire, où elles subsistèrent pendant cinq jours. Tout-à-coup ces douleurs disparurent sans que le malade n'eût rien fait, soit pour les calmer, soit pour rappeler l'écoulement qui se manifesta de nouveau. La cuisse droite étant devenue le siège d'une nouvelle douleur, le flux hémorrhoïdal disparut complètement : le malade, qui se contenta de tenir chaudement la partie douloureuse, fut guéri le neuvième jour de sa double affection.

M. Ferrus cite le fait d'un médecin très-distingué, atteint d'une affection rhumatismale déjà ancienne, qui était infailliblement frappé de quelque douleur vive et le plus ordinairement de céphalalgie, avec affaiblissement de la mémoire et difficulté de l'articulation des mots, alors qu'il renonçait à porter une chaussure fort

---

[1] Des affections cutanées de nature arthritique et dartreuse.

chaude, et qu'il cessait l'usage des chaussettes de laine, auxquelles son affection rhumatismale l'avait depuis long-temps contraint de s'habituer [1].

Stoll avait observé des douleurs rhumatismales opiniâtres après des fièvres d'automne, étouffées par l'usage prématuré du quinquina. Le même auteur a signalé la dyssenterie comme présentant de nombreux rapports avec le rhumatisme. Il dit avoir vu la dyssenterie disparaître subitement après l'apparition du rhumatisme des membres. Mais, pour Stoll, il ne s'agit plus ici seulement de relations pathogéniques, mais d'une seule et même affection naissant dans des conditions identiques, présentant la même marche, se jugeant de la même manière et ne différant que par le siège. Nous n'avons pas à nous occuper actuellement de cette opinion de Stoll; les citations que nous lui avons empruntées, et sur lesquelles nous aurons occasion de revenir quand il s'agira des complications du rhumatisme, ne doivent trouver ici leur place que pour démontrer l'influence de certains états morbides sur la production de l'affection rhumatismale, et combattre l'opinion de ceux qui ne veulent voir là que des banalités qui ne méritent pas la moindre attention.

---

[1] *Loc. cit.*, p. 558.

Causes occasionnelles.

La plus générale des causes occasionnelles, dit Barthez, est sans comparaison l'application du froid, surtout celle d'un air humide, qui frappe par un courant sur un corps plus échauffé que dans son état ordinaire, ou sur une partie du corps qui lui est exposée, tandis que les parties voisines sont tenues chaudement.

En interrogeant les malades atteints de rhumatisme, on retrouve assez souvent, comme dernières circonstances ayant précédé l'apparition de la maladie, l'exposition à la pluie, des vêtements mouillés conservés sur le corps, des habits légers substitués brusquement à des vêtements chauds, etc. M. Goudareau explique ces faits par la suppression de la sueur ou de la transpiration insensible. Toutes les autres causes, ajoute-t-il, n'ont pour effet que de modifier, de compliquer la maladie, en produisant une fièvre vraiment inflammatoire, gastrique, bilieuse ou muqueuse, etc.

Pour M. Bouillaud, le froid alternant brusquement avec la chaleur donne naissance au rhumatisme aigu interne; tandis que la forme sub-aiguë et la forme chronique se manifestent particulièrement, quand les vicissitudes indiquées sont moins fortes, moins rapides, plus ménagées. Selon que la cause déterminante se dissémine sur un plus ou moins grand nombre d'articulations, et qu'elle sévit plus ou moins énergi-

quement sur telles ou telles de ces articulations, le
rhumatisme articulaire sera tantôt multiple, généralisé
ou partiel, unique, tantôt fixe ou ambulant, etc. [1]

Une pareille assertion, ou, disons mieux, une loi
aussi absolue ne saurait être admise sans contestation.
M. Bouillaud s'est fait illusion et a mal observé. Sans
doute, le froid humide est très-souvent accusé par les
malades d'avoir déterminé une attaque de rhumatisme;
mais que de cas ne trouve-t-on pas où il a fait défaut!
Depuis que la controverse s'est élevée sur ce point,
M. Chomel s'est enquis avec un soin tout particulier,
à la clinique de l'Hôtel-Dieu, si les rhumatismes articulaires aigus que l'on a eu à y traiter avaient été ou
non précédés d'un refroidissement. Eh bien! le résultat
n'est pas d'accord avec celui de la clinique de la Charité! Deux fois on a eu affaire à des individus qui
avaient fait des excès inaccoutumés dans les plaisirs de
l'amour. Requin fut pris de rhumatisme aigu après la
rétropulsion d'une épistaxis abondante.

En somme, il résulte de ces débats que le froid
humide agit de deux manières : et comme cause pré-
disposante, c'est ce que nous avons exposé plus haut
en parlant des influences climatériques; mais il est
aussi cause occasionnelle, et cause occasionnelle très-
efficace, sans que toutefois il n'y ait rien de constant
ni de nécessaire dans le résultat de son application. La

---

[1] Bouillaud, Traité clin. du rhum. artic., p. 257.

cause extérieure n'est qu'un facteur du problème pathogénique, et, dans la plupart des cas, le facteur le
moins important. L'autre facteur, c'est la susceptibilité
morbide de l'individu; c'est cette altération de toute la
substance, qui n'attend pour se manifester que l'accident le plus insignifiant en apparence; c'est, en un
mot, la diathèse rhumatismale.

Cette diathèse, dont l'existence a été reconnue par
tous les bons observateurs, est héréditaire ou acquise.
Nous avons énuméré longuement les conditions qui
nous paraissent présider à son développement ou à sa
production. D'autres ont voulu connaître et expliquer
le *comment* de cette diathèse : c'est une voie trop
périlleuse pour que nous tentions de nous y engager.
Contentons-nous de constater les faits, et disons avec
notre Bordeu : « Ne nous aheurtons pas à courir après
les premières causes que nous ne connaîtrons probablement jamais; bornons-nous à découvrir, par l'analogie, des rapports dont ceux qui ont l'esprit de l'art
pourront tirer quelque utilité [1]. »

---

[1] OEuvres complètes, T. I, p. 425.

SYMPTOMATOLOGIE.

Le rhumatisme aigu se traduit à l'observateur par des phénomènes, dont les uns sont l'expression du trouble général qui constitue la maladie ou de la fièvre rhumatismale, et par des altérations dans la sensibilité, la forme, la coloration des divers organes, qui ont motivé les divisions que l'on trouve dans les auteurs classiques, en rhumatisme articulaire, musculaire et viscéral.

Symptômes généraux.

Le rhumatisme éclate rarement d'une manière brusque et sans phénomènes précurseurs. Le plus ordinairement, d'après Haygarth et Gianini, il s'écoule un temps très-court entre l'apparition de cette période prodromique et l'application des causes déterminantes. Dans un cas, cependant, le dernier de ces auteurs a vu, chez une jeune fille, un rhumatisme aigu ne se déclarer que quinze jours après la suppression d'une transpiration abondante. On conçoit, du reste, combien il est difficile de résoudre cette question, qui, en somme, a peu d'importance à nos yeux, puisque nous avons dit que cette cause déterminante a manqué bien des fois. Les symptômes précurseurs sont de deux ordres. Les uns, qui se manifestent plus ou moins long-temps avant la maladie, se montrent à plusieurs reprises et semblent indiquer dans celui qui les présente une disposition à en être atteint, ce sont : une certaine gêne, un sentiment prononcé de lassitude déterminée par le plus léger effort, un prurit incommode survenant sans cause connue, un refroidissement partiel de quelques articulations. Tous ces phénomènes sont fugaces et alternent avec un état de santé complète. Ils apparaissent surtout pendant les temps froids et humides ; mais il n'est pas rare de rencontrer des malades qui n'ont jamais rien éprouvé de semblable.

Les prodromes du second ordre sont, au contraire, d'une existence plus constante; ils annoncent, presque à coup sûr, l'imminence de l'attaque, et rarement les rhumatisants s'y méprennent. Variables avec les divers individus, chez les uns, on peut remarquer des horripilations, des frissons asssez intenses qui ont ordinairement leur siège dans le point où le rhumatisme doit s'établir ; chez d'autres, on constate l'engourdissement des pieds et des mains, des douleurs contusives et la pesanteur des membres, une chaleur considérable répandue sur tout le corps, une soif vive, l'accélération de la respiration, la fréquence du pouls, ou bien encore divers troubles nerveux, etc.

Après cette période prodromique éclate l'attaque du rhumatisme, avec tous les caractères que nous allons maintenant indiquer. Dans la majorité des cas, la fièvre

commence la scène morbide. D'une intensité variable
suivant les sujets, elle est tantôt proportionnelle aux
lésions articulaires; il est d'autres fois impossible de
saisir le moindre rapport entre elle et l'acuité des phénomènes locaux. M. Bouillaud, qui est obligé d'admettre
la fièvre rhumatismale et qui en reconnaît la réalité,
même avant l'apparition des douleurs des articulations,
se hâte d'ajouter : « Gardons-nous de conclure que la
fièvre rhumatismale est la cause des inflammations
articulaires, au lieu d'en être l'effet, et qu'il en est de
cette fièvre comme de celle qui précède la variole. »
Pour le médecin de la Charité, la fièvre est toujours
symptomatique, soit de l'inflammation articulaire, soit
de l'endocardite, de la péricardite ou de toute autre
altération du système vasculaire [1]. Cette assertion est
opposée à l'opinion des anciens observateurs, qui regardaient la fièvre comme nécessaire à l'évolution du
rhumatisme et la rangeaient dans la classe des fièvres
synergiques; elle est en opposition formelle avec ce que
l'on constate habituellement dans l'ordre de succession
des phénomènes; elle est surtout en opposition avec
ces faits, plus nombreux qu'on ne pense, de fièvre
persistant pendant quelques jours sans localisation
apparente, et que, jusqu'à un certain point, on
pourrait assimiler aux fièvres varioliques sans éruptions
cutanées.

[1] Bouillaud, *loc. cit.*, p. 285.

L'existence de la fièvre rhumatismale est donc un
fait qui ne saurait être mis en doute. Elle est essentielle
et synergique de l'acte morbide, quelle que soit la
localisation de ce dernier. Elle a enfin des signes qui
lui sont propres et que nous décrirons avec soin.

Cette étude est souvent entourée de nombreuses
difficultés. Suivant que l'on a affaire à telle ou telle
constitution médicale, la fièvre du rhumatisme, tout
en restant elle-même, s'associe fréquemment à divers
états morbides généraux, qui peuvent modifier sa phy-
sionomie et faire prendre le change à l'observateur peu
attentif. De-là résulte la diversité des tableaux qu'en
ont présentés les auteurs anciens et modernes ; de-là
résulte aussi la confusion qui règne encore sur sa nature
et son traitement. Sydenham lui-même n'a pas su se
soustraire aux causes d'erreur que nous venons de
signaler. Au début de sa pratique, abusé par une
constitution inflammatoire, il considère le rhumatisme
comme la phlegmasie la plus franche, et sa thérapeutique consiste en saignées copieuses et souvent répétées.
P. Franck et Hufeland, au contraire, confondent la
fièvre rhumastimale et la fièvre catarrhale ; et, quoiqu'ils
consacrent à l'une et à l'autre un article particulier, il
est facile de voir que, pour ces deux auteurs, le rhumatisme est le catarrhe des articulations, et la fièvre
catarrhale le rhumatisme des muqueuses. C'est donc
à dégager la fièvre rhumatismale de tout ce qui n'est
pas elle que nous allons nous attacher en premier lieu ;

nous nous occuperons plus tard des affections qui la compliquent le plus habituellement.

L'apparition de la fièvre s'annonce par une légère fréquence dans le pouls et par une espèce d'irrégularité spasmodique dans les pulsations. Il est parfois large, assez développé, quelquefois ondulant. La peau est chaude et donne jusqu'à 39 ou 40° centigrades. L'appétit est nul, la soif vive, le ventre serré, la langue blanchâtre. Les yeux sont assez ordinairement injectés; la face est rouge et souvent vultueuse. A certains moments, qui n'ont rien de régulier et qui peuvent survenir soit le matin, soit le soir, soit même durant la nuit, le malade accuse des exacerbations pendant lesquelles l'état fébrile s'accompagne d'agitation, de douleurs excessivement intenses, d'une céphalalgie des plus vives et souvent même de délire. Ces exacerbations sont rarement précédées de frissons, et quand ceux-ci existent, c'est qu'on a affaire à une fièvre catarrhale compliquante, qu'il est toujours facile de reconnaître en ce que les redoublements ont lieu le soir et se calment quand le jour apparaît. Dans la fièvre rhumatismale, une sueur plus ou moins copieuse s'établit au déclin de l'exacerbation et semble en être la crise, crise bien incomplète, qui ne juge en rien l'affection et qui souvent ne sert qu'à abattre les forces du malade. Un travail analogue s'opère du côté des urines : rouges et rares au début de la maladie, elles deviennent plus abondantes à mesure que celle-ci avance et que la fièvre a des rémissions plus sensibles; elles déposent un sédiment briqueté, qui n'est pas plus critique que les sueurs des paroxysmes, car, ainsi que l'a remarqué Cullen, la maladie continue long-temps après qu'il a paru.

La fièvre va ordinairement croissant pendant quelques jours, et avec elle l'intensité et la durée des exacerbations. C'est pendant cette période d'augment que nous avons vu survenir parfois des éruptions vésiculeuses à la peau, dont l'apparition n'apporte aucun changement dans la marche de l'état pathologique. Après une durée très-variable et qu'il est impossible de préciser à l'avance, la fièvre diminue et les douleurs perdent peu à peu de leur acuité; les paroxysmes sont de moins en moins prononcés, vagues, irréguliers dans leur retour, et finissent même par disparaître complètement, ne laissant après eux qu'un état de faiblesse et une susceptibilité de l'organisme qui rendent la convalescence pénible et les rechutes malheureusement trop fréquentes.

Tel est l'appareil symptomatique qui sert à caractériser la fièvre rhumatismale simple. Mais, comme nous le disions plus haut, il est rare qu'elle se présente au médecin dans un état si désirable. Associée à la fièvre bilieuse, nerveuse, inflammatoire, etc., elle perd son rôle de fièvre synergique préparant et favorisant la solution de la maladie, pour devenir une véritable complication, un élément nouveau qui, s'ajoutant au rhumatisme, peut lui donner un caractère de gravité qui n'est pas habituel.

Il n'entre pas dans notre plan de faire une description détaillée des divers états morbides dont nous venons de parler. Ce qu'il nous importe de connaître, ce sont surtout les modifications qu'ils font subir à la fièvre rhumatismale, et c'est ce que nous allons exposer en peu de mots.

Quand le rhumatisme est associé à la fièvre inflammatoire, un frisson très intense marque son début, qui a lieu le matin. Au frisson succède une chaleur âcre, vive et mordicante, qui persiste pendant toute la durée de la maladie. Les rémissions sont rares, et la fièvre est caractérisée par une dureté et une fréquence extrêmes du pouls. Alors aussi on remarque un rapport très-exact entre l'état local et l'état général, et c'est dans des cas analogues que l'on a pu croire que la fièvre était réellement due à l'intensité des phénomènes articulaires.

S'agit-il d'une complication catarrhale, elle s'annonce par des frissons erratiques, alternant avec des bouffées de chaleur ; la face est pâle ; les yeux sont larmoyants ; le pouls est mou, large ; les exacerbations sont moins prononcées, et reviennent régulièrement à l'entrée de la nuit.

L'amertume de la bouche, l'état saburral de la langue, la coloration jaune de l'ovale inférieur du visage, de la sclérotique et des ailes du nez ; des vomituritions, des nausées, des rapports amers ; le désir des boissons acidules ne peuvent tromper sur l'existence d'une complication gastrique, bilieuse ou catarrhale.

La plus funeste de toutes ces associations est sans contredit celle qui a lieu entre la fièvre rhumatismale et la fièvre nerveuse. Rarement primitive, la fièvre nerveuse, d'après M. le professeur Dupré [1], est due le plus souvent à la dégénération d'un des états morbides signalés plus haut, méconnu ou traité d'une manière irrationnelle. Les phénomènes spasmodiques auxquels elle donne naissance, se manifestent tantôt du côté des articulations malades, et y déterminent des raideurs tétaniques, des convulsions, des tremblements, etc., etc.; d'autres fois on voit survenir tout le cortège effrayant des accidents cérébraux : délire stupide ou versatile, qu'il faut bien se garder de confondre avec le délire symptomatique d'une métastase vers les organes encéphaliques, etc., etc.

La gravité de la fièvre nerveuse, son début souvent insidieux, nous font un devoir de nous tenir en garde, et de rechercher les signes qui la font soupçonner, en dehors des phénomènes spasmodiques qui malheureusement n'appartiennent guère qu'à la complication une fois établie.

La peau, qui dans la fièvre rhumatismale simple et

---

[1] Leçons orales.

synergique a une chaleur douce et halitueuse, devient
brusquement sèche et aride ; il en est de même de la
muqueuse des lèvres et de la langue. Les fonctions
digestives sont troublées : il y a des vomissements, du
hoquet, sans autre signe de gastricité. La respiration
s'embarrasse ; le malade se plaint d'étouffements, qui
ne sont dus qu'à un état spasmodique des organes
respiratoires, où l'auscultation ne révèle aucun bruit
anormal. L'agitation devient extrême ; l'insomnie est
complète, ou bien, si le patient se livre au sommeil,
il est tourmenté par des rêves bizarres et des visions
fantastiques. Tous ces phénomènes ne peuvent laisser
dans le doute le véritable praticien ; ils sont le prélude
et peut-être même la période initiale d'un état au-
trement grave, qui sera, comme nous le disions tout-
à-l'heure, la fièvre nerveuse, ataxique ou adynamique,
et contre lequel nous nous trouverons presque toujours désarmés.

Les états généraux dont nous venons de parler ne
sont pas les seuls qui existent comme complication du
rhumatisme ; la fièvre intermittente, la dyssenterie
(cette dernière surtout) s'y associent très-fréquemment.
Nous avons déjà signalé l'opinion de Stoll à cet égard.
Pendant l'été qui vient de s'écouler, nous avons vu à
l'hôpital Saint-Éloi une épidémie de dyssenteries, peu
graves il est vrai, mais assez opiniâtres ; et il nous a
été permis, dans bon nombre de cas, de constater
des douleurs intenses dans les membres inférieurs des

dyssentériques. Chez quelques-uns, ces douleurs ont coïncidé avec une amélioration notable dans la maladie primitive. Enfin, un fait très-important à noter, c'est que lorsque les dyssenteries ont cessé, les véritables rhumatismes ont commencé à paraître dans les salles.

Qui ne voit là une relation évidente entre ces états morbides? En présence de faits pareils, et après avoir lu les relations de Stoll, nous sommes très-disposé à croire que la dyssenterie n'est pas une complication du rhumatisme, mais peut-être un état morbide identique au fond et ne différant de l'affection rhumatismale articulaire ou musculaire que par la forme et le siège.

Quant à la fièvre intermittente, il est peu de médecins, à Montpellier surtout, qui n'aient eu occasion de voir très-souvent l'élément intermittent ou rémittent s'ajouter à la fièvre rhumatismale. C'est encore par l'analyse clinique, telle qu'on la pratique dans cette École, que l'on arrive à reconnaître cette complication, dont les symptômes sont, au reste, si tranchés que l'on ne peut que bien rarement s'y méprendre.

Symptômes locaux.

En ne considérant que les phénomènes locaux auxquels le rhumatisme donne naissance, nous avons dit qu'on pouvait le diviser en rhumatisme articulaire, musculaire et viscéral. Étudions-le dans chacune de ces formes.

Rhumatisme articulaire. — Les articulations sont, si je puis m'exprimer ainsi, le siège de prédilection du rhumatisme aigu. La douleur est le symptôme qui annonce le plus sûrement l'invasion de la maladie. Très-variable quant à ses caractères et à son intensité, tantôt elle n'est autre chose qu'une sensation de malaise, une gêne, une raideur de l'article ; tantôt elle est vive, térébrante, atroce, suivant l'expression de Sydenham. Le moindre mouvement, la pression la plus légère, le poids seul des couvertures arrachent des cris aux malades les plus courageux. C'est en vain qu'ils se condamnent à l'immobilité la plus absolue. L'attitude qui semblait avoir calmé la douleur leur devient bientôt insupportable, et c'est comme entraînés par une puissance irrésistible qu'ils se livrent à des mouvements qui sont pour eux l'occasion de nouvelles souffrances. En général, ce symptôme prend une acuité plus grande pendant la nuit, et condamne les malheureux rhumatisants à l'insomnie la plus cruelle.

En même temps survient un gonflement des parties affectées, qui n'est pas, quoi qu'on en ait dit, toujours en rapport avec l'énergie de la douleur. Il est surtout très-appréciable au niveau des articulations superficielles et peu étendues. Pour M. Bouillaud, le gon-

flement articulaire serait dû, tantôt à la congestion
inflammatoire qui se fait dans les tissus entourant la
jointure malade, tantôt à l'épanchement de synovie
dans la cavité articulaire. Dans ce dernier cas, au dire
du même auteur, en prenant les surfaces osseuses et
en leur imprimant quelques mouvements latéraux, on
produit parfois des bruits, des frottements, des cra-
quements, qu'il compare aux bruits que l'on entend
chez les sujets atteints de pleurésie ou de péricardite.
Ce phénomène n'est pas constant; et quand il existe,
on peut le regarder comme le résultat d'une complication inflammatoire locale, et non comme lié à la
fluxion rhumatismale, qui, en raison même de sa
mobilité, ne détermine pas des altérations aussi
profondes.

La peau qui revêt les articulations malades prend
parfois une teinte rosée, vermeille, égale, qui
s'efface par une pression légère et reparaît dès qu'on
cesse de presser. Dans la plupart des cas cette rougeur
est très-faible, souvent même elle n'existe pas. Au
reste, on ne l'observe jamais qu'aux articulations
petites et superficielles. Rare à l'épaule et au genou,
je ne sache pas qu'on l'ait signalée au niveau de la
hanche.

La même irrégularité a lieu touchant l'élévation de
température, plus souvent perçue par le malade que
constatée par le médecin.

L'analyse clinique, appliquée à l'étude de la maladie

localisée que nous venons de décrire, nous y montre deux éléments bien distincts : un élément fluxionnaire caractérisé par le gonflement, la rougeur et la chaleur, un élément nerveux ou douloureux, qui deviennent l'un et l'autre une source d'indications capitales. Il en existe, en outre, un troisième : je veux parler de la mobilité extrême de la détermination fluxionnaire, de la facilité avec laquelle la douleur rhumatismale, pour me servir d'une expression vulgaire, se déplace et se porte brusquement d'une articulation sur une autre, et trop fréquemment sur un organe plus important encore.

Dans ce dernier cas, il y a ce que l'on a appelé *métastase*. Signalées dès l'antiquité et, dans ces derniers temps, par Stoll, Ponsard, Barthez, etc., les métastases ont été niées par les localisateurs modernes. Pour M. Piorry, par exemple, le rhumatisme ne produit aucune lésion viscérale. M. Andral, M. Bouillaud sont d'une opinion identique. Je suis obligé de déclarer, dit ce dernier auteur, que, parmi plus de deux cents observations que j'ai recueillies sur cette maladie, il n'en est aucune qui soit favorable à l'ancienne théorie des métastases, tandis qu'un grand nombre déposent en faveur de la loi d'Hippocrate : *Duobus doloribus simul obortis, non in eodem loco, vehementior obscurat alterum* ; de sorte que, pour lui, toutes les métastases ne sont que de pures complications, des maladies nouvelles qui ne se rattachent en rien à l'ancienne. On voit qu'il n'y a pas bien loin de cette manière de voir à la

négation absolue de la métastase ; car, malgré la varia-
tion des théories, les médecins ont été de tout temps
d'accord pour considérer cet acte morbide comme un
simple changement de siège, de l'extérieur à l'intérieur,
d'une même maladie.

On ne comprend pas, dirons-nous avec M. Vignal [1],
que l'on prône tant les faits, si, au lieu de les voir tels
qu'ils sont, on leur donne de telles interprétations, à
moins qu'il n'y ait deux poids et deux mesures ; mais,
à ce compte, la médecine exacte devient un vrai système et la statistique un pur sophisme !

La métastase est démontrée par de nombreuses observations, et, si les bornes de ce travail nous le per-
mettaient, nous pourrions en citer plusieurs qui sont
on ne peut plus concluantes. Mais à quoi bon accu-
muler des preuves qui seraient regardées comme non
avenues par les partisans de la doctrine que nous com-
battons en ce moment ! Pouvons-nous espérer que les
faits que nous rapporterions auraient plus de valeur à
leurs yeux que ceux qui fourmillent dans les annales de
la science ?

Contentons-nous donc d'admettre les métastases rhumatismales, et voyons quelles sont les circonstances
qui les produisent ou les favorisent. Ce qui domine
surtout dans le rhumatisme, c'est l'élément fluxionnaire. Si la fièvre qui le régit est simple et synergique,

---

[1] Montpellier médical, T. III, p. 202 ; 1859.

son évolution sera naturelle et sa marche régulière ; mais qu'une cause quelconque vienne la compliquer, les actes morbides ne s'accompliront plus dans l'ordre normal, et l'élément fluxionnaire, si mobile dans sa nature, aura une.tendance plus ou moins prononcée à abandonner son terrain habituel. Que si, maintenant, la fièvre compliquante ou un stimulus d'une espèce différente vient à exercer son action sur un organe interne, celui-ci se trouvera plus disposé que tout autre à recevoir la fluxion détournée de sa voie. C'est ainsi, par exemple, que, la fièvre nerveuse une fois établie, des accidents cérébraux surviennent, qui ne sont d'abord que des symptômes de la fièvre elle-même et qui, plus tard, annoncent une lésion rhumatismale métastatique du cerveau ou de ses enveloppes.

La métastase peut encore reconnaître pour origine une autre influence. Nous avons parlé d'un stimulus exagérant la vitalité de l'organe et appelant pour ainsi dire la fluxion ; une cause opposée, la débilité générale, la faiblesse de l'organe même, peuvent avoir des résultats tout-à-fait analogues, dont les lois de Barthez sur les fluxions nous rendent parfaitement compte.

De ce qui précède, il ne faudrait pas conclure que toutes les fois que le cœur, le cerveau, etc., etc., sont lésés pendant la durée d'un rhumatisme aigu, nous croyons à l'existence d'une métastase. Loin de nous toute idée exclusive ou systématique ! Il est des cas où l'on ne saurait douter que la lésion ne soit primitive et

due au rhumatisme , atteignant l'organe d'emblée ou
par propagation du mal. On a dès-lors affaire au *rhumatisme viscéral,* dont les symptômes ne sont autres que
des altérations fonctionnelles communes à toutes les
lésions organiques, quelle que soit au reste leur nature';
de façon que baser leur diagnostic sur leur symptomatologie serait bâtir sur le sable [1]. La nature rhumatismale de ces affections nous est dévoilée par les
circonstances pathogéniques qui ont présidé à leur apparition ; elle nous est indiquée encore par la coexistence
d'un ensemble de maladies portant toutes le cachet du
rhumatisme, c'est-à-dire, d'une constitution médicale
dont cette maladie forme le fond. Le traitement , en
dernière analys', vient s'ajouter à ces divers éléments
et nous donner une certitude complète.

Pour ce qui est du rhumatisme métastatique, en
général rien n'est plus facile que sa distinction d'avec
le rhumatisme viscéral proprement dit. D'après M. le
professeur Dupré [2], la métastase se reconnaît à la
disparition brusque des douleurs et du gonflement articulaire , immédiatement ou presque immédiatement
suivie d'une altération du pouls, d'un sentiment de
constriction dans la poitrine, lorsqu'il s'agit , par
exemple , d'une métastase sur l'organe central de la
circulation.

---

[1] Vignal , *loc. cit.* , p. **202.**
[2] Leçons orales.

Rhumatisme musculaire. — Cette forme de l'affection morbide est caractérisée par une douleur plus ou
moins vive, ayant son siège dans les muscles et s'exas-
pérant par les mouvements. On a dit que la pression
aggravait également les souffrances du malade ; mais
ce fait ne nous a pas paru constant. Dans certains cas
même nous avons cru remarquer que cette manœuvre
avait pour résultat de calmer momentanément la douleur. La peau conserve ordinairement sa coloration
normale. La tuméfaction, si commune dans le rhumatisme articulaire aigu, manque à peu près complètement. Ajoutons, enfin, pour terminer cette courte
description, que, lorsqu'elle atteint les muscles, la
fluxion rhumatismale a moins de mobilité, et qu'elle a
une grande tendance à passer à l'état chronique.

ANATOMIE PATHOLOGIQUE.

La mort n'étant pas une terminaison ordinaire du rhumatisme aigu, on n'a eu que rarement occasion d'étudier les phénomènes anatomiques auxquels il donne naissance ; ce qui explique en partie les dissidences qui séparent les auteurs sur ce point. M. Bouillaud, en effet, dit avoir constaté la rougeur de la synoviale, soit seule, soit avec épaississement. La rougeur, dont la nuance varie depuis la teinte rosée jusqu'à la teinte rouge foncée ou même livide , est disposée par plaques, par bandes ou uniformément répandue [1]. Plus loin, s'autorisant d'un relevé de 37 observations recueillies çà et là , il croit pouvoir affirmer que le rhumatisme est susceptible de se terminer par suppuration.

M. Grisolle est loin de partager cette opinion du médecin de la Charité. En vingt-cinq ans, il lui a été permis d'examiner cinq fois les articulations d'individus qui , par suite de quelque complication , avaient succombé promptement dans le cours d'un rhumatisme articulaire ; il n'a jamais rien trouvé qui ressemblât aux lésions énoncées jusqu'ici ; les altérations ont été le plus souvent insignifiantes , et il se croit en droit de conclure que le rhumatisme articulaire aigu ne laisse,

[1] Bouillaud , loc. cit., p. 218.

du moins dans la grande majorité des cas, aucune trace notable sur les surfaces articulaires [1].

MM. Chomel et Requin professent, comme on le sait, les idées dont M. Grisolle s'est fait l'écho. Comme lui, ils se sont élevés contre les résultats signalés par M. Bouillaud. Une fois cependant, M. Chomel a cru trouver du pus dans une synoviale distendue par une assez grande quantité de liquide; mais, en s'en rapportant à la description de la maladie qui fait l'objet de cette observation, le diagnostic paraît être peu exact, et l'on croirait avoir affaire plutôt à une périostite phlegmoneuse qu'à un rhumatisme articulaire aigu.

Nous avons assisté à une seule autopsie de rhumatisant mort de métastase cérébrale. Les articulations s'étaient brusquement dégagées à l'apparition des phénomènes cérébraux, et nous ne trouvâmes qu'un peu de sérosité dans la synoviale du genou et du poignet gauches; cependant la mort était survenue deux jours après la cessation du gonflement articulaire, qui jusqu'alors avait été énorme et accompagné de douleurs excessivement intenses. En présence de faits de cette nature, on s'étonne, à bon droit, de voir M. Cruveilhier déclarer que le rhumatisme est une inflammation qui a pour résultats toutes les terminaisons qui lui sont propres, et en particulier la suppuration. Pour nous, il nous semble que l'on doit

---

[1] Grisolle, Traité de path. interne, T. II, p. 864.

arriver à une conclusion bien différente, et que
l'incertitude qui règne à propos de ces suppurations
articulaires doit faire supposer qu'elles ne sont dues
qu'à une complication inflammatoire, dont nous avons
plus haut signalé l'existence.

Le sang extrait de la veine des rhumatisants présente habituellement un caillot solide, petit, rétracté,
couvert d'une couenne plus ou moins épaisse. Ce
phénomène n'avait pas échappé aux anciens observateurs, qui n'y attachaient qu'une importance relative.
Les partisans de la doctrine de la phlegmasie rhumatismale ont voulu voir là une preuve des plus évidentes
en faveur de leur théorie; et parce que dans 45
saignées la proportion de la fibrine s'est élevée au
chiffre 4 six fois, au chiffre 5 quinze fois, au chiffre 6
treize fois, au chiffre 7 trois fois, au chiffre 8 trois
fois, au chiffre 9 trois fois, au chiffre 10 deux fois,
ils croient pouvoir en déduire que l'on ne peut plus
se refuser dorénavant à placer le rhumatisme au
premier rang des inflammations aiguës[1]. Or, nous
savons très-bien aujourd'hui que la couenne peut
exister dans les maladies qui ne sont nullement inflammatoires. Quant à la fibrine, MM. Andral et Gavarret
ont démontré qu'elle était en excès dans d'autres
états morbides et même physiologiques, et notamment
dans la grossesse.

[1] Compend. de méd., T. VII, p. 375.

NATURE DU RHUMATISME.

La nature du rhumatisme a donné naissance à des opinions bien diverses et bien controversées. Fernel le considérait comme une affection pituiteuse ou séreuse, et toujours froide. Quant à la rougeur et à la chaleur, elles sont un effet, dit-il, de la violence de la douleur ; il en est de même de la fièvre, qui est d'autant plus vive qn'elle attaque des individus à constitution plus chaude ou plus pléthorique, et chez lesquels il suffit de peu de chose pour l'allumer [1]. Gianini invoquait un fond primitif d'atonie du système nerveux, auquel succède et s'associe la réaction musculaire et artérielle. Nous avons déjà dit que Sydenham et Stoll regardaient le rhumatisme comme une inflammation plus ou moins spéciale. M. Chomel, après avoir hésité un instant en comparant le rhumatisme aux névroses, finit par déclarer que c'est une affection *sui generis*, qui doit avoir une classe à part dans le cadre nosologique. M. Bouillaud le range franchement dans la classe des phlegmasies, et le regarde comme le type des maladies inflammatoires du domaine de la médecine.

Dans la discussion qui eut lieu, en 1850, devant l'Académie de médecine, M. Piorry prétendit qu'il

[1] Cité par Muhlenbeck. Thèse de Montpellier, p. 49.

n'y a aucune différence entre la pleurite, la pneumo-
nite, la péricardite et le rhumatisme articulaire aigu...
Que l'on ne parle pas de la mobilité dans le rhumatisme, qui manquerait dans la pleurite ou la pneu-
monite; il n'y a que deux poumons, on les voit
souvent pris d'une manière successive. Dans l'*hémi-
arthrite*, au contraire, plusieurs jointures se prennent
les unes après les autres, parce que, organisées de la
même façon, il n'est pas étonnant que sous l'influence
du même état (*hémite*) elles deviennent successivement malades. MM. Gerdy et Martin-Solon ne
crurent pas que la mobilité du rhumatisme, l'irrégularité de sa marche, et surtout le défaut d'altérations
organiques, permissent de ranger cette maladie au
nombre des phlegmasies franches ; ils se rallièrent
à l'opinion de ceux qui le considèrent comme une
inflammation spéciale. M. Malgaigne fut du même
avis : à l'élément inflammatoire, dont l'existence ne lui
paraît pas douteuse, il ajoute l'élément rhumatismal.
Tant que l'élément rhumatismal domine ou balance
l'élément inflammatoire, on ne voit pas ou l'on ne
voit que bien rarement la terminaison par suppuration ;
mais quand le rhumatisme vaincu a presque disparu
laissant l'inflammation triompher seule, la suppuration
peut survenir.

En résumé, l'inflammation, tel est, pour les auteurs que nous venons de citer, le fond de la maladie
rhumatismale. Or, c'est là une erreur que l'observa-

tion clinique ne justifie nullement. Sans doute, il y a quelque ressemblance entre le rhumatisme et l'inflammation ; mais aussi que de différence ! Dans l'un et l'autre cas on constate de la rougeur, de la chaleur, une tuméfaction plus ou moins considérable , une douleur dont l'intensité est variable ; mais ces phénomènes sont loin d'être identiques. Et puis , où trouve-t-on chez les rhumatisants ces actes plastiques auxquels donne toujours lieu un travail inflammatoire ? Quelle est la phlegmasie qui , en un jour, parcourra toutes les articulations, sans laisser sur aucune d'elles .des traces de son passage ? Cette mobilité de la lésion locale , l'absence du pus ou de tout autre produit morbide , ont été expliquées par la nature des tissus affectés , par leur vitalité obscure , et surtout par la faible proportion des éléments vasculaire et nerveux. Mais est-il un organe qui , considéré à ce point de vue, puisse être comparé à la peau ? Et cependant , l'érysipèle, la rougeole, etc., etc., s'y localisent sans y déterminer la moindre suppuration, et la première de ces deux maladies jouit, comme le rhumatisme, d'une mobilité très-grande. Voyez ce qui se passe, au contraîre, quand la lésion est réellement inflammatoire : dans une brûlure, par exemple, le travail local a-t-il des caractères, une marche, des terminaisons autres que celles du phlegmon le plus régulier ? Ce n'est donc pas le tissu , mais la nature du mal qui est la cause de ces différences. La confusion que l'on a voulu établir est-elle mieux justifiée par l'examen de l'état général? Il est, sans doute, des cas où l'on a pu constater tous les symptômes d'une fièvre inflammatoire; ces cas, nous les avons admis nous-même comme étant le résultat d'une complication que les influences catastatiques peuvent très-bien nous expliquer. Mais, à ce titre, pourquoi ne dit-on pas que le rhumatisme est de nature bilieuse, catarrhale ou nerveuse? L'affection rhumatismale va devenir un protée insaisissable, auquel on ne pourra plus assigner une place distincte, car elle variera avec les climats et les constitutions médicales.

Remontons maintenant aux causes du rhumatisme, et comparons-les aux causes de l'inflammation. Où a-t-on jamais vu une phlegmasie, pour si spéciale qu'on la suppose, être héréditaire? L'expérience n'a-t-elle pas démontré que l'inflammation atteignait les individus pléthoriques, sanguins, usant largement de tout ce qui peut exciter le système des forces assimilatrices? Qu'avons-nous constaté, au contraire, à propos du rhumatisme? C'est qu'il peut frapper tous les tempéraments, toutes les constitutions, et semble même être plus fréquent chez les individus lymphatiques ou débilités. Le rhumatisme n'est donc pas une inflammation.

Serait-il, comme l'ont prétendu des auteurs éminents, une simple affection catarrhale? Ici encore nous ne voulons pas nier l'analogie; mais allons au fond

des choses et nous ne tarderons pas à être convaincu
que tout cela est plutôt apparent que réel. Le froid
humide, le passage subit d'une température élevée à
une température plus basse, l'immersion dans l'eau,
etc., etc., telles sont les causes qui ont été signalées
comme devant donner naissance, soit au rhumatisme,
soit au catarrhe. Cela est-il bien démontré par l'observation clinique ? Si la suppression de la transpiration,
à laquelle, en dernière analyse, ces diverses influences
peuvent être ramenées, était la cause nécessaire,
essentielle du rhumatisme, comme elle l'est du catarrhe, son rétablissement devrait être suivi d'une guérison prochaine. Or, nous avons déjà parlé des sueurs
qui surviennent dans la fièvre rhumatismale, et nous
avons dit qu'elles étaient rarement critiques ; on n'ignore
pas qu'elles jugent, au contraire, les affections de nature
catarrhale. Pourquoi cette différence ? C'est que, dans
un cas, la cause externe est réellement efficiente de
la maladie, et que, dans l'autre, elle est un simple
accident, à l'occasion duquel une prédisposition particulière éclate et se manifeste à nous par les actes
morbides dont l'ensemble constitue le rhumatisme.

Les conclusions tirées de l'examen des conditions
pathogéniques sont encore confirmées par l'étude de la
symptomatologie. La fièvre catarrhale a une marche
plus franche et plus régulière. Les exacerbations apparaissent vers le soir, et les crises, plus complètes que
dans le rhumatisme, peuvent être prédites à l'avance

par l'ensemble des phénomènes qui les précèdent. Enfin, les mouvements fluxionnaires tendent moins vers des sièges divers et se localisent presque toujours sur les membranes muqueuses. Il est rare que cette affection se prolonge au-delà du troisième septénaire ; et lorsqu'elle se termine par la mort, on trouve à l'autopsie des altérations matérielles assez constantes. Dans la fièvre rhumatismale, ainsi que l'on peut s'en assurer en relisant la description que nous en avons donnée plus haut, on n'observe rien de pareil.

Pour MM. Chomel, Requin, Grisolle, le rhumatisme et la goutte sont deux variétés d'une même affection. La goutte, dit ce dernier auteur, n'est autre chose qu'un rhumatisme développé chez des sujets d'une organisation particulière, dans des conditions héréditaires ou hygiéniques qui ne sont pas celles de tous les rhumatisants [1]. Une pareille assertion ne peut être admise ; et, pour en démontrer l'erreur, nous n'avons qu'à faire ce qui nous a été déjà si utile dans la distinction du rhumatisme d'avec l'inflammation et le catarrhe, c'est-à-dire, à passer successivement en revue les causes, les symptômes, la marche, le siège, etc., des deux maladies que l'on a voulu confondre. L'hérédité a une grande influence sur la production de la goutte, et des causes spéciales, telles que les excès

[1] Grisolle, Pathologie interne, T. II, p. 880.

vénériens ou l'abus des plaisirs de la table , en favorisent le développement. Cette transmission héréditaire
manque souvent dans l'étiologie du rhumatisme ; il se
montre de préférence chez les individus pauvies, mal
nourris et exposés par leur profession au froid , à l'humidité, en un mot, à toutes les conditions qui débi-
litent l'organisme vivant. Les prodromes du rhumatisme
n'ont rien de bien accentué ni de bien constant ; la
goutte est toujours ou presque toujours précédée de
troubles divers du côté des organes digestifs : grande
inappétence, pesanteur épigastrique, etc., que remplace,
la veille de l'attaque, un bien-être inaccoutumé. La
goutte envahit les petites articulations, celles du gros
orteil ou du pied ; les téguments sont rouges, tendus,
luisants et fortement tuméfiés ; il y a turgescence des
veines qui se rendent à la partie malade, et la douleur,
d'une acuité extrême, se fait sentir dans un point
très-limité. L'appareil des phénomènes fébriles se développe surtout vers le soir, et subit une rémission
marquée quand le jour apparaît. Le rhumatisme se
porte de préférence sur les grandes articulations ; la
rougeur et le gonflement peuvent manquer, et la douleur, plus diffuse, n'est pas en rapport avec la fièvre,
dont les exacerbations surviennent à toute heure.

La goutte est une lésion essentiellement chronique;
elle altère profondément les articulations sur lesquelles
elle s'établit, en y produisant des concrétions d'urate
de soude ou de chaux que l'on a désignées sous le

nom de *dépôts tophacés*. Le rhumatisme peut ne point laisser de traces, et lorsqu'elles existent, tout se réduit à des injections légères ou à des sécrétions de sérosité et de lymphe plastique. J'insiste surtout, dit Bonnet de Lyon, sur la différence anatomique; car elle est incontestable, évidente, et elle résume en quelque sorte toutes les autres. Quand on réfléchit aux conséquences qui en découlent, il semble aussi étrange de confondre la goutte avec le rhumatisme que de considérer comme identiques l'inflammation chronique des reins et la gravelle d'acide urique [1]. La goutte, en effet, est une maladie avec matière, dans laquelle la crâse humorale est compromise; ce qui donne lieu à des efforts critiques (attaques) ayant pour but l'élaboration et l'élimination du principe morbifique. Dans le rhumatisme, la fluxion n'est pas un phénomène dépurateur; c'est un symptôme d'une affection purement dynamique.

Des considérations auxquelles nous venons de nous livrer, il résulte évidemment pour nous que le rhumatisme est tout autre chose qu'une inflammation, un catarrhe, ou une variété de l'affection goutteuse.

Nous pourrions aisément démontrer que ce n'est pas non plus une névrose, comme le voulait Sarcone, ou

---

[1] Bonnet, Traité des maladies articulaires, p. 450.

une forme de l'hémorrhagie, ainsi que le professait Stahl.

Qu'est-il donc? A cette question, nous nous garderons bien de répondre par une hypothèse nouvelle, tout aussi peu fondée que les théories que nous venons de combattre. Nous l'avouons franchement, la nature du rhumatisme nous est complètement inconnue. Tout ce que nous savons, c'est que cette maladie est essentielle, spécifique, et présente dans son évolution une série de phénomènes qui, n'appartenant qu'à elle, obligent le praticien à la distinguer de toutes les autres. Ces phénomènes, nous les connaissons parfaitement, et nous savons aussi que le rhumatisme ne présente aucune gravité s'ils s'accomplissent régulièrement dans l'ordre habituel, et si aucune complication, soit générale, soit locale, n'en vient troubler la marche. Au point de vue clinique, cela n'est-il pas suffisant? Ne vaut-il pas mieux déclarer notre incompétence pour ce qui est de l'affection primordiale et attendre un remède spécifique, que de nous lancer dans des vues *à priori* qui nous conduiraient à une thérapeutique perturbatrice et dangereuse?

Ces préceptes, que nous avons puisés aux leçons de nos Maîtres, sont la condition *sine quâ non* d'une pratique rationnelle; nous verrons, en parlant du traitement, à quelles conséquences funestes on arrive en les dédaignant.

Pour terminer cet article, dont l'importance fera
sans doute excuser la longueur, il ne nous reste plus
qu'à le résumer, en donnant la définition de l'affection
rhumatismale telle que nous la concevons :

*Le rhumatisme est un état morbide essentiel, spé-
cifique, inconnu dans son essence, et caractérisé par
une fièvre synergique, des mouvements fluxionnaires
avec congestion locale douloureuse, dont la tendance
au déplacement est des plus remarquables.*

TRAITEMENT.

Le rhumatisme ne se présente presque jamais à l'état simple et élémentaire. L'affection spécifique qui en fait le fond, se trouve le plus souvent associée à des états morbides divers, qui la compliquent ou la masquent. La première indication à remplir consiste donc à combattre ces complications ; la seconde se tire de la spécificité même de l'affection, contre laquelle malheureusement nous ne pouvons rien. Bien des tentatives ont été faites dans ce but, et toutes ont échoué. De tant de moyens tour-à-tour prônés et vantés, il n'y en a pas un seul sur lequel on puisse compter. Avouons-le avec douleur : l'art n'a pas le pouvoir certain d'arrêter, ni même d'abréger le cours du rhumatisme articulaire. [1]

Est-ce à dire pour cela qu'il n'y ait rien à faire qu'à attendre ce médicament spécifique, et à se croiser les bras devant une maladie cruelle et souvent dangereuse ? Telle n'est pas notre pensée. Quoique d'essence plutôt dynamique qu'humorale, le rhumatisme doit parcourir les trois périodes de crudité, de coction et de crises. Celles-ci, très-variables et indéterminées, ne sauraient être prévues à l'avance, et il ne nous est pas permis d'accélérer la coction. Ainsi, de toutes

[1] Requin, Leçons de clinique, T. II, p. 274.

les méthodes thérapeutiques, la méthode analytique
est la plus applicable, parce qu'elle permet de décom-
poser l'affection en ses éléments consécutifs généraux
ou locaux, et de les combattre par les moyens appro-
priés.

Il est des cas cependant où le rhumatisme peut être
livré aux seuls efforts de la nature. Lorsque la fièvre
synergique est simple, qu'elle n'est ni trop intense ni
trop faible, qu'elle ne présente aucun des caractères
des éléments inflammatoire, catarrhal, etc., et lorsqu'il existe un rapport exact entre les phénomènes
morbides généraux et locaux, sans prédominance des
uns ni des autres, alors la *méthode naturelle* peut être
employée. Dans l'espèce, on se contentera de tenir le
malade au lit, dans un repos absolu. La température
de l'appartement qu'il habite devra être douce, mé-
diocre, égale et continue. La diète, les boissons diaphorétiques, diurétiques ou laxatives, constitueront
tout l'appareil pharmaceutique. Si la maladie paraît
vouloir se juger, ce que nous savons être excessivement
rare, le rôle du praticien sera de surveiller et de fa-
voriser autant que possible les divers modes de solution
indiqués par la nature. L'équilibre est-il rompu, la
fièvre perd-elle ses caractères synergiques en s'associant
à un élément étranger à l'affection rhumatismale,
l'expectation doit être abandonnée et remplacée par la
méthode analytique.

Méthode analytique. — Dans nos climats, la complication la plus fréquente est la *fièvre catarrhale.*
Elle sera avantageusement combattue par l'emploi des
diaphorétiques, tels que les infusions de fleurs de
sureau, de violettes, de bouillon blanc, de scordium,
d'arnica, etc., etc. Presque toujours aussi on se trouvera très-bien de l'administration d'un vomitif, non
pas tant en vue d'un embarras saburral qui n'existe
pas, que pour détruire les concentrations internes de
la fièvre catarrhale et pousser les mouvements à la
peau. A ce titre, il n'est pas de médicament qui puisse
être préféré à l'ipécacuanha. Si ces divers moyens
étaient insuffisants, on pourrait avoir recours à des
sudorifiques plus énergiques. Huxham préconisait
beaucoup un vin stibié, préparé en faisant infuser dans
du vin blanc le verre d'antimoine pulvérisé [1]. Nous
avons vu survenir d'excellents résultats par l'emploi
de la poudre de Dower à la dose de 30 à 40 centi-
grammes, ou d'une potion contenant l'acétate d'am-
moniaque.

Si c'est l'*élément bilieux* qui, seul ou associé à
l'état catarrhal, vient compliquer la fièvre rhumatismale, les vomitifs ont une action réellement héroïque.
On sait quelle confiance Stoll avait en ce moyen.
Chaque fois, dit-il, que le malade prend l'émétique,

---

[1] Requin, *loc. cit.*, p. 300.

il rend une grande quantité de matières bilieuses et muqueuses : cette évacuation lui procure toujours du soulagement. Souvent les douleurs articulaires ne tardent pas à reparaître ; mais un nouveau vomitif amène un soulagement plus marqué que le premier. Les boissons acidules, légèrement tièdes, simples ou additionnées d'une petite proportion de tartre stibié, la diète, une température peu élevée, tel est le complément du traitement à diriger contre la fièvre bilieuse.

Quand la maladie est sur son déclin, il n'est pas rare de la voir se juger par des évacuations intestinales. Au dire de Solano de Lucques, ce phénomène critique s'annonce par la fréquence, l'inégalité, la concentration du pouls, et réclame l'emploi d'uu purgatif.

Si c'est la *fièvre inflammatoire* qui domine la scène morbide, la médication anti-phlogistique doit former la base du traitement. Sydenham usait largement de la saignée générale. « Sitôt, dit-il, que je suis appelé auprès d'un malade, je lui fais tirer dix onces de sang au bras affecté.... Le lendemain, je fais tirer la même quantité de sang que la première fois, et après un ou deux jours d'intervalle, suivant les forces du malade ; ensuite, laissant un intervalle de trois ou quatre jours, à proportion des forces, de l'âge, du tempérament du malade et des autres circonstances, je réitère la saignée pour la quatrième et, ordinaire-

*

ment, la dernière fois. Il est rare que j'aille au-delà, à moins que le malade n'ait abusé d'un régime trop chaud, ou qu'on ne lui ait donné mal-à-propos des remèdes échauffants [1]. »

On connaît toutes les exagérations de M. Bouillaud et sa méthode des saignées coup sur coup. Rien n'est plus brillant que les résultats qu'il indique : le rhumatisme, dont la durée, quoique très-variable, est, en moyenne, de sept à huit septénaires, serait arrêté dans sa marche et jugulé dès son apparition. Mais, en lisant avec attention les observations que rapporte M. Bouillaud, on constate que l'âge moyen de la maladie, à l'époque du début du traitement, était d'environ neuf jours. Il en résulte que la durée totale de l'affection a été, chez la plupart des individus soumis à sa méthode de traitement, d'environ vingt-cinq à vingt-huit jours [2].

Stoll, qui avait quelquefois suivi la première pratique de Sydenham, avait remarqué que la longue durée du mal n'était pas abrégée par les émissions sanguines à hautes doses. « Nous brisâmes, dit-il, les forces des malades plus vite que la maladie ; les malades restèrent immobiles pendant plusieurs semaines. » [3]

---

[1] Sydenham, *loc. cit.*, T. I, p. 425.
[2] Bonnet, *loc. cit.*, p. 121.
[3] Bonnet, *loc. cit.*, p. 122.

Malgré les dénégations de M. Bouillaud, tout le monde s'accorde à reconnaître que, dans son service, les convalescences ne sont pas franches et que les récidives y sont très-fréquentes.

C'est que le rhumatisme, pour si inflammatoire que soit l'affection compliquante, repose presque toujours sur un fond de faiblesse générale et de débilité qui, s'il ne contre-indique pas la saignée, doit tout au moins nous rendre très-sobres sur son emploi.

Comme moyens adjuvants des émissions sanguines, on doit mettre en usage la diète rigoureuse, les tisanes émollientes, et enfin les purgatifs, que Sydenham, dans sa lettre à Braby, recommande d'une manière formelle à titre d'anti-phlogistique pouvant remplacer la phlébotomie.

La *fièvre nerveuse* est tantôt avec éréthisme, tantôt avec stupeur. Dans l'un et l'autre cas, les indications sont loin d'être identiques. Contre le premier de ces éléments, on se trouvera bien de l'emploi des stimulants faibles, des anti-spasmodiques légers : camphre, camomille, valériane, liqueur d'Hoffmann. Si la stupeur existe, il faut insister sur ces premiers moyens en augmentant leurs doses, et y associer le vin, l'esprit de Mindérérus, l'angélique, etc., et enfin les attractifs cutanés, tels que les sinapismes, les vésicatoires, dont l'action révulsive nous a paru produire les meilleurs effets.

Quand la *fièvre intermittente* s'associe à l'affection

rhumatismale, elle ne réclame pas d'autre traitement que lorsqu'elle existe seule.

Appliquée à l'étude de l'état local, l'analyse clinique permet d'y reconnaître trois éléments principaux : le *mouvement fluxionnaire*, la *mobilité* et la *douleur*.

La *fluxion modérée* est utile et doit être respectée ; mais, devient-elle trop intense, il faut savoir distinguer si cette altération du mouvement fluxionnaire est due à la faiblesse du sujet ou à l'excès de forces, et se conduire en conséquence.

Trop de *mobilité* dans les localisations articulaires expose aux métastases. Le meilleur moyen de prévenir ces déplacements funestes, c'est d'empêcher que les parties affectées de rhumatisme n'éprouvent un refroidissement qui agirait comme répercussif. N'oublions pas cependant que la mobilité est un mode morbide de l'affection rhumatismale qui est inhérent à sa nature. Si la fluxion se fixe sur une articulation avec une intensité trop grande, il faut se méfier de l'existence d'une complication locale. Est-ce une inflammation qui en est la cause, on y remédiera par les sangsues ou les ventouses scarifiées. L'anomalie tient-elle au rhumatisme seulement, le vésicatoire est un moyen héroïque pour amener le dégagement de l'articulation malade. On doit d'autant moins le négliger qu'il agit sur les vaisseaux absorbants, dont il augmente les

propriétés, et sur l'ensemble de l'économie, en favorisant les mouvements du côté de la peau.

La *douleur* est si vive dans certains cas de rhumatisme, qu'elle peut devenir source d'indications
majeures. Les topiques de toute sorte ont été recom-
mandés pour la combattre. Nous rejetons comme
dangerenx ceux qui entretiennent l'humidité et le
froid autour de l'articulation, tels que les cataplasmes.
Le meilleur topique est, dans bien des circonstances,
la ouate recouverte d'un taffetas gommé. Parfois,
cependant, on est obligé de recourir aux narcotiques,
à l'opium surtout, dont les préparations huileuses
doivent être préférées. C'est ainsi que les malades
sont soulagés assez souvent par les onctions faites
plusieurs fois par jour avec l'huile de jusquiame, le
baume tranquille, etc., etc., surtout si on a le soin
d'envelopper ensuite la partie affectée dans une étoffe
de laine. M. Lambert a proposé la méthode ender-
mique et assure en avoir obtenu les meilleurs résultats.
MM. Trousseau et Bonnet ont poursuivi les douleurs
par des applications répétées de vésicatoires faits avec
la pommade ammoniacale, et en recouvrant le derme
dénudé de chlorhydrate de morphine. Ils recommandent
cette méthode pour les seuls cas où les douleurs non
accompagnées de rougeur persistent opiniâtrément dans
une ou plusieurs jointures[1]. On peut aussi arriver au

---

[1] Archives générales de médecine, T. XXVII et XXVIII.

même but en administrant l'opium à l'intérieur. C'est un excellent remède, qui convient surtout si avec la douleur coexiste un éréthisme du système nerveux ; mais il ne faut pas en faire abus et croire, avec ses partisans quand même, que l'opium est la panacée, le remède spécifique. Les observations de Sydenham, de Cullen, de Van-Swieten, qui le proscrivaient absolument dans les cas de rhumatisme aigu, démontrent clairement qu'il n'en est rien, et que, donnés d'une manière intempestive, les narcotiques peuvent devenir l'origine des accidents les plus graves.

Pour en terminer avec le traitement du rhumatisme, il nous resterait à parler des *méthodes empiriques*, c'est-à-dire, à apprécier la valeur des médicaments nombreux qui à diverses époques ont été hautement vantés comme des *anti-rhumatismaux* infaillibles. Le temps et l'expérience ont fait justice de la plupart de ces moyens ; il en est cependant quelques-uns encore dont la réputation est trop solidement établie pour que nous les passions sous silence. Ces derniers, dont nous allons nous occuper d'une manière rapide, sont : le tartre stibié à haute dose, le sulfate de quinine et le nitrate de potasse.

Tartre stibié. — L'émétique à haute dose a été surtout recommandé par Laënnec, qui s'en montra long-temps le partisan exagéré. Toutefois, si nous en croyons M. Requin, convaincu plus tard par les nombreux insuccès de sa propre pratique, il convint de bonne foi que le tartre stibié n'est d'aucune utilité contre le rhumatisme [1]. Dance, qui administrait l'émétique à la dose de 0,3, 0,4 et jusqu'à 1 gr., est arrivé, après une expérimentation qui a porté sur vingt malades, aux conclusions suivantes :

1° La médication stibiée n'est pas toujours praticable dans les cas auxquels on l'a spécialement appliquée ;

2° Elle n'est pas toujours innocente ;

3° Mettant même de côté ces chances défavorables, son efficacité ne l'emporte pas sur celle des méthodes ordinaires [2].

Ces conclusions sont parfaitement justifiées par tout ce que nous savons de l'émétique. A haute dose, c'est un hyposthénisant profond, qui abat le système des forces, diminue l'éréthisme sanguin et n'a d'action avantageuse que dans les phlegmasies franches. A ce titre, il ne saurait donc convenir dans le traitement du rhumatisme.

Morton est partout cité comme le premier médecin qui ait employé le quinquina dans le traitement du rhumatisme. Or, en lisant le passage où il est question de ce médicament, on peut constater que Morton

---

[1] Chomel, Leçons de clinique recueillies par Requin, T. II, p. 512.

[2] Mém. sur l'emploi du tartre stibié, p. 48.

n'avait d'autre but que de combattre une fièvre larvée.
Ceux qui vinrent après lui voulurent généraliser ce qui
ne pouvait s'appliquer qu'à un petit nombre de cas, et
ils en arrivèrent à regarder l'écorce du Pérou comme
un spécifique que Haygarth met au niveau du mercure
dans la syphilis et du quinquina dans la fièvre intermittente.

Le *sulfate de quinine* a remplacé plus tard le quinquina, et c'est à M. Briquet que sont dues les premières
expériences sur cette substance. Il l'employa d'abord
à la dose énorme de 5 à 6 grammes par jour; mais
bientôt des accidents sérieux l'obligèrent à la réduire
à 2 ou 3 grammes au plus, suivant la gravité des cas.
Les malades soumis à l'action du sulfate de quinine,
dit Bonnet de Lyon, éprouvent une sorte d'ivresse que
l'on a désignée sous le nom d'*ivresse quinique;* ils ne
peuvent appliquer leur esprit; ils éprouvent des bour-
donnements, des sifflements, des tintements d'oreille,
et assez souvent un peu de dureté de l'ouïe, de la faiblesse dans la vue, des vertiges et de la titubation.
Ces troubles fonctionnels sont ordinairement passagers;
mais quelquefois ils deviennent plus graves, et les
malades tombent dans un état typhoïque caractérisé
par l'adynamie et la prostration. Quatre de ces malades
sont morts à la suite de ces accidents [1].

D'après M. le professeur Dupré, le sulfate de quinine

---

[1] Bonnet, *loc. cit.*, p. 155.

dispose aux métastases, soit du côté du cœur, soit surtout du côté du cerveau, et n'agit qu'en empêchant le développement de la manifestation extérieure, résultat qui est tout-à-fait en opposition avec ce que nous savons de la marche régulière du rhumatisme, et qui nous conduit à rejeter l'emploi du sulfate de quinine.

Nitrate de potasse. — Bocklesby paraît être le premier à avoir expérimenté le nitre à haute dose. Macbride, William Witt ont adopté cette méthode et lui ont attribué des propriétés curatives infaillibles. M. Gendrin et plus tard M. Martin-Solon ont préconisé cette substance, dont ils ont porté la dose jusqu'à 20 grammes et au-delà. D'après M. Monneret; l'influence exercée sur la marche du rhumatisme et sur l'intensité des symptômes a été tout-à-fait nulle chez huit malades qui tous étaient affectés d'un rhumatisme intense, et par conséquent placés dans les conditions les plus favorables pour une expérimentation rigoureuse [1]. D'autres observateurs ont signalé de pareils insuccès, et des malades à qui ce médicament fut administré à la dose, comparativement faible, de 13 à 15 grammes, moururent par lui [2]. Si nous ajoutons à cela que le nitrate de potasse a aussi l'inconvénient de faire

[1] Compend. de méd., T. VII, p. 493.
[2] Muhlenbeck, Thèse de Montpellier, p. 61.

disparaître les fluxions articulaires sans avoir aucune action sur l'affection générale, qu'il est pris par les malades avec une répugnance extrême, qu'il détermine enfin des superpurgations, cause fréquente des métastases ; nous serons en droit de conclure que cette substance n'est pas plus un spécifique que le sulfate de quinine, que le tartre stibié, que l'aconit, que le colchique, etc., etc., et qu'il n'existe dans l'état actuel de la science que deux méthodes thérapeutiques réellement efficaces dans le traitement du rhumatisme, à savoir : la méthode naturelle et la méthode analytique, parce que l'une et l'autre n'ont d'autre but que de diriger, développer, provoquer ou restreindre les efforts auxquels la nature se livre en vue d'une solution.

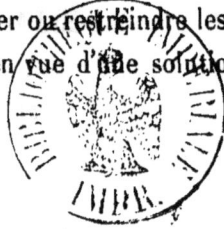

FIN.

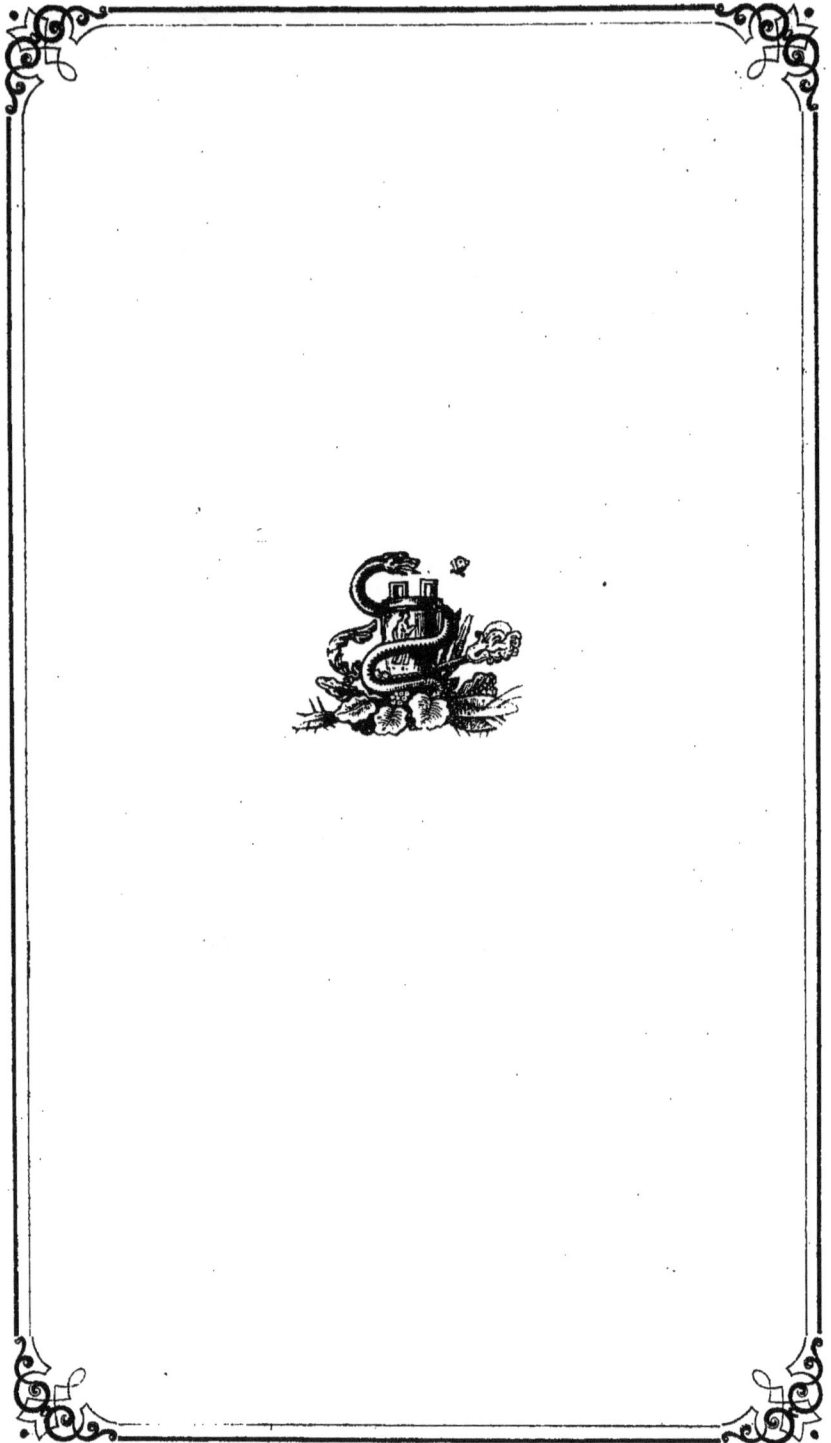

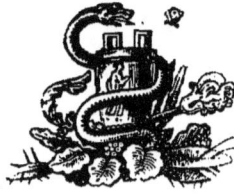

www.ingramcontent.com/pod-product-compliance
Lightning Source LLC
Chambersburg PA
CBHW032247210326
41521CB00031B/1613